LES CALENDRIERS

DE LA

GROSSESSE

PAR

Le Docteur VOITURIEZ

Maître de Conférences de chirurgie à la Faculté libre de médecine,
Vice-président de la Société anatomo-clinique de Lille.

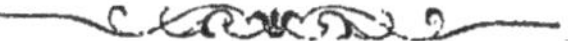

PARIS

Aux Bureaux des *Archives de Tocologie.*

1890

LES CALENDRIERS

DE LA

GROSSESSE

LES CALENDRIERS

DE LA

GROSSESSE

PAR

Le Docteur VOITURIEZ

Maître de Conférences de chirurgie à la Faculté libre de médecine,
Vice-président de la Société anatomo-clinique de Lille.

PARIS
Aux Bureaux des *Archives de Tocologie.*

—

1890

LES CALENDRIERS

DE LA

GROSSESSE

Les calendriers de la grossesse sont assez nombreux, mais, en réalité, ils peuvent se réduire à quelques types principaux, suivant leur point de départ et l'idée théorique qui a permis de les établir. En effet, pour obtenir un calendrier de la grossesse exact et précis, il est nécessaire d'avoir des notions arrêtées sur le commencement et le terme de la gestation, en d'autres termes, il faut supposer connue la durée de la grossesse.

Nous avons déjà, il y a quelques années, apporté notre contribution à l'étude de cette question (1). D'accord avec l'opinion séculaire qui fixe, à la gestation chez la femme, un terme de 9 mois jour pour jour, soit en moyenne 275 jours, nous avons, sur un assez grand nombre d'observations, obtenu une moyenne de 274 jours, 83.

Mais il est excessivement rare de pouvoir déterminer avec précision la date exacte de la fécondation ; cela ne peut avoir lieu que dans le cas de coïts uniques, ou du moins, quand il s'est écoulé entre les rapports sexuels un intervalle assez considérable, pour que la supputation du temps écoulé puisse être faite sans chance d'erreur.

---

(1) De la durée de la grossesse dans ses rapports avec l'ovulation et la menstruation, thèse Paris, 1885.

Presque toujours ces données nous manquent dans la pratique ; aussi les calendriers de la grossesse ne peuvent utilement s'appuyer sur le jour même de la conception, date qui reste le plus souvent inconnue.

Il faut, au contraire, prendre en considération l'époque de la dernière menstruation. Sans revenir sur la discussion encore pendante des rapports réciproques de l'ovulation et de la menstruation, nous pouvons affirmer, qu'à l'état normal, menstruation et ovulation sont des fonctions intimement liées entre elles. Le flux cataménial a sa raison d'être dans la ponte ovulaire, voilà le fait incontestable. — Ce qui le démontre, c'est que les règles n'apparaissent qu'au moment où la fonction ovulaire s'établit (*puberté*) ; qu'elles cessent quand cette fonction est épuisée (*ménopause*), et qu'enfin l'opération, si souvent pratiquée aujourd'hui, de l'ablation des ovaires et des annexes de l'utérus (*opération de Batley*), en supprimant l'ovulation entraîne la cessation de l'hémorrhagie menstruelle, et crée une *ménopause artificielle*. Tels sont les faits que la physiologie normale et pathologique, que des interventions chirurgicales aussi précises que l'expérimentation, ont mis hors de doute ; et quelques observations exceptionnelles, ou d'une interprétation difficile, ne permettent en rien d'infirmer la loi de Gendrin et Négrier, qui établit une corrélation entre l'ovulation et la menstruation.

Nous ne pouvions passer ce point sous silence, car il constitue, à vraiment parler, la *justification* anticipée de la plupart des calendriers de la grossesse.

En prenant pour point de départ la dernière menstruation, on admet implicitement que la fécondation est postérieure à cette époque, ce qui a lieu, en effet, le plus fréquemment. Nous n'en donnerons d'autre preuve, qu'un fait qu'il n'est pas rare d'observer chez de jeunes mariées. Le mariage a eu lieu sitôt la fin des règles, les règles suivantes n'apparaissent pas et l'enfant naît 9 mois après la date du mariage, c'est-à-dire à l'époque fixée par les observations de coïts uniques. Enfin les troubles réflexes qu'on constate parfois au début de la grossesse : nausées, vomissements, défaillances, picotements des seins, apparaissent, dans certains cas, dès la troisième semaine du mariage, par conséquent avant l'époque de la menstruation suivante.

La règle est donc que la conception suive de près la dernière menstruation, mais il n'en est pas toujours ainsi. Quelquefois, et nous avons eu l'occasion de l'observer, la fécondation ne doit pas être rapportée à la dernière période menstruelle, mais correspond aux jours qui précèdent immédiatement la *menstruation suivante*, laquelle peut alors manquer complètement ou cesser rapidement.

C'est ainsi qu'une femme, dont les règles normales ont apparu le premier janvier, peut n'être enceinte que du 28 janvier, époque à laquelle devaient paraître les règles suivantes. En voici l'explication: sous l'influence des excitations génésiques, il y a eu congestion intense de l'appareil utéro-ovarien et déhiscence prématurée du follicule de Graaf, qui contient l'ovule ; cette déhiscence qui, normalement, se produit à la fin des règles, s'étant effectuée avant le temps, le flux sanguin n'apparaît pas et il y a une sorte de détente de tout l'appareil génital. Il résulte de ce fait, que, pour la femme, la période initiale de la gestation sera reportée indûment, au commencement de janvier ; tout sera prêt pour recevoir l'enfant, au commencement d'octobre et cependant l'accouchement n'aura lieu qu'à la fin de ce mois. Telle est la cause la plus fréquente des prétendues grossesses de *dix mois* (300 jours).

Un moyen simple permet d'éviter l'erreur, c'est la recherche de la date des premiers mouvements de l'enfant, qui, au lieu de se produire vers le 15 mai, d'après la première hypothèse, ne seront perçus qu'en juin.

Se fonder uniquement sur la menstruation pour terminer l'époque de la naissance de l'enfant expose encore à l'erreur inverse. Dans certains cas, rares d'ailleurs, les règles réapparaissent après la fécondation ; le flux cataménial se reproduit à l'époque fixe. L'absence d'adhérence entre la caduque fœtale et la caduque utérine pendant les deux premiers mois de la grossesse explique la possibilité du fait. Qu'en résulte-t-il ? C'est que la femme ne se croit enceinte que postérieurement aux dernières règles, c'est-à-dire près d'un mois plus tard qu'elle ne l'est en réalité. L'enfant, dans ce cas, naîtra un mois plus tôt qu'on ne pensait, tout en présentant les caractères du fœtus à terme. Là encore, on évitera toute erreur, en s'enquérant avec soin du début des mouvements actifs de l'enfant.

Malgré ces réserves, on ne peut nier que la date précise des dernières règles ne soit pour nous un guide précieux dans la détermination de l'époque probable de la naissance de l'enfant.

Mais quel temps s'écoule entre la dernière menstruation et l'accouchement ? Ici les auteurs diffèrent d'avis, les statistiques ne concordent pas absolument.

Charpentier, Pinard comptent 9 mois jour pour jour et ajoutent 15 jours, soit en moyenne 290 jours.

D'après les chiffres que nous avons recueillis, nous comptons 287 jours, soit 41 semaines pleines.

D'autres auteurs prennent, comme point de départ, la fin des règles, puisque la conception ne se produit qu'après la cessation du flux menstruel. A partir de cette époque, Depaul compte 270 jours,

Hecker 272, Ahlfeld 274, Veit 276, Duncan 278, Tarnier 280 jours.
Ce point de départ, tout rationnel qu'il paraisse, est mauvais dans la
pratique, car la femme se souvient bien du début des règles, qu'elle
marque souvent d'un signe sur un calendrier de poche, mais ne tient
pas note de la fin de l'hémorrhagie menstruelle.

Tels sont les moyens empiriques de déterminer l'époque de l'accouchement; mais d'après Nœgelé, le moment de l'accouchement ne serait pas quelconque; il s'effectuerait au bout de
10 mois lunaires, soit 280 jours, à l'époque précise où devrait appa-
raître la 10ᵉ menstruation, qui a manqué. Cette idée théorique, assez
contestable, a inspiré le calendrier de Schultze, d'une disposition
simple et ingénieuse.

Voici comment il faut se servir du calendrier.

Supposons que les règles aient eu lieu le 20 janvier. On se reporte
au secteur où janvier est inscrit, puis on compte à partir de droite
9 mois, ou encore on compte 3 mois, à partir de gauche soit décembre, novembre, octobre; puis on ajoute au quantième du mois le
chiffre 7, situé dans le secteur correspondant. L'accouchement aura
donc lieu le 27 octobre.

CALENDRIER DE SCHULTZE.

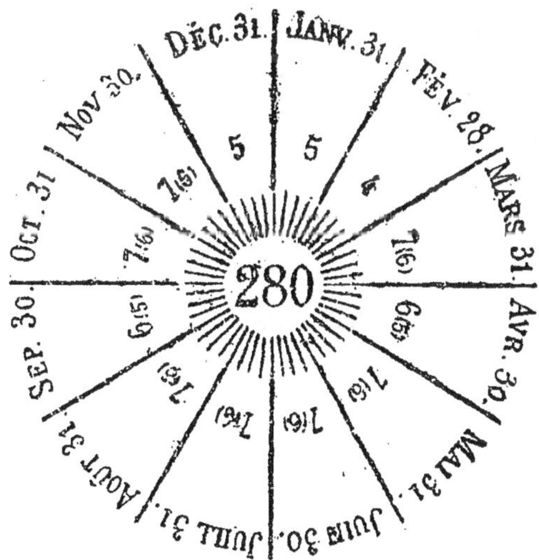

Si l'année est bissextile, on ajoute, au quantième du mois, le chiffre
placé entre parenthèses.

Ce laps de 280 jours nous paraît trop court.

Loewenhardt, dit qu'il faut connaître d'abord l'espace qui sépare la dernière menstruation de l'avant-dernière et multiplier par 10. Si cette période a été de 29 jours, il faudra compter 290 jours. Il nous paraît difficile d'accepter cette pratique. Bien des femmes sont réglées tous les 31 jours. Accouchent-elles pour cela au bout de 310 jours ?

Un second calendrier, basé sur les idées de Charpentier et de Pinard, a été proposé ces dernières années par le professeur Lacassagne, de Lyon ; la disposition en est pratique, aisée à comprendre. Son point de départ est aussi le commencement de la dernière menstruation, mais l'auteur compte 15 jours, après 9 mois pleins, ce chiffre qui nous paraît trop fort.

CALENDRIER DE LACASSAGNE

MOIS de la naissance.	Quantième du commencement des dernières règles.				MOIS de la cessation des règles.	Quantième du commencement des dernières règles.		MOIS de la naissance.
	15	**10**	**5**	**1**		**20**	**25**	
Octobre.	30	25	20	15	**Janvier**	5	10	Novembre.
Novembre.	30	25	20	15	**Février**	5	10	Décembre.
Décembre.	30	25	20	15	**Mars**	5	10	Janvier.
Janvier.	30	25	20	15	**Avril**	5	10	Février.
Février.	30	25	20	15	**Mai**	5	10	Mars.
Mars.	30	25	20	15	**Juin**	5	10	Avril.
Avril.	30	25	20	15	**Juillet**	5	10	Mai.
Mai.	30	25	20	15	**Août**	5	10	Juin.
Juin.	30	25	20	15	**Septembre**	5	10	Juillet.
Juillet.	30	25	20	15	**Octobre**	5	10	Août.
Août.	30	25	20	15	**Novembre**	5	10	Septembre.
Septembre.	30	25	20	15	**Décembre**	5	10	Octobre.

Le mois de la cessation des règles étant indiqué, on lit dans la colonne correspondante du quantième le jour probable de la naissance.

Le calendrier de Tyler Smith donne le dernier jour des règles et l'époque probable de l'accouchement. Cette époque se trouve comprise entre 9 mois jour pour jour et 10 mois lunaires.

Ce calendrier est généralement exact ; il donne l'approximation suffisante, mais sa disposition, des plus simples, ne permet pas de trouver immédiatement le jour des règles et celui de l'accouchement, il faut faire encore un petit calcul ; ce qui fait perdre beaucoup d'intérêt pratique à cette table.

CALENDRIER DE TYLER SMITH.

Fin des règles.	Neuf mois du calendrier.		Dix mois lunaires.	
1er janvier.......	30 septembre....	273 j.	7 octobre........	280 j.
» février	31 octobre........	273 »	7 novembre.....	280 »
» mars.;.......	30 novembre	275 »	5 décembre.....	280 »
» avril ....,....	31 décembre.,....	275 »	5 janvier ...,...	280 »
» mai..........	31 janvier........	276 »	4 février........	280 »
» juin	28 février .....,...	273 »	7 mars.........	280 »
» juillet........	31 mars...,......	274 »	6 avril..........	280 »
» août	30 avril	273 »	7 mai..........	280 »
» septembre....	31 mai	273 »	7 juin..........	280 »
» octobre	30 juin ..:.......	273 »	7 juillet.........	280 »
» novembre	31 juillet........	273 »	7 août.........	280 »
» décembre	31 août..........	274 »	7 septembre	280 »

Le calendrier de Smith, de Varsovie, publié en 1857, par la *Revue
de thérapeutique médico-chirurgicale*, repose sur un point de départ
tout différent. Dans une première colonne il place le jour de la con-

CALENDRIER DE SMITH (DE VARSOVIE).

CONCEPTION.	Mouvements fœtaux.	ACCOUCHEMENTS.
Janvier 1	Mai 15	Septembre 27
» 2	» 16	» 28
» 3	» 17	» 29
» 4	» 18	» 30
» 5	» 19	Octobre 1
» 6	» 20	» 2
» 7	» 21	» 3
» 8	» 22	» 4
» 9	» 23	» 5
» 10	» 24	» 6
» 11	» 25	» 7
» 12	» 26	» 8
» 13	» 27	» 9
» 14	» 28	» 10
» 15	» 29	» 11
» 16	» 30	» 12
» 17	» 31	» 13
» 18	Juin 1	» 14
» 19	» 2	» 15
» 20	» 3	» 16
» 21	» 4	» 17
» 22	» 5	» 18
» 23	» 6	» 19
» 24	» 7	» 20
» 25	» 8	» 21
» 26	» 9	» 22
» 27	» 10	» 23
» 28	» 11	» 24
» 29	» 12	» 25
» 30	» 13	» 26
» 31	» 14	» 27

ception, date des plus incertaines ; dans une seconde colonne la date d'apparition des mouvements fœtaux, et dans la troisième celle de l'accouchement.

Un point intéressant de cette table est l'indication des mouvements fœtaux, qui donne de très importants renseignements dans les cas douteux.

Voici le commencement de ce calendrier.

Le chiffre donné par Smith nous paraît un peu faible, il faut au moins 4 mois 1/2 après l'apparition des mouvements actifs du fœtus, et 275 jours depuis le jour du coït fécondant.

Un autre calendrier obstétrical, d'une disposition facile à saisir, a été publié récemment par le Dr Auvard ; son point de départ est le dernier jour des règles (1).

CALENDRIER D'AUVARD

FIN DES DERNIÈRES RÈGLES							ACCOUCHEMENT									
JANVIER	1	5	10	15	20	25	31	OCTOBRE	10	15	20	25	31	NOVEMBRE	1	5	10
FÉVRIER	1	5	10	15	20	25	28	NOVEMBRE	10	15	20	25	30	DÉCEMBRE	1	5	10
MARS	1	5	10	15	20	25	31	DÉCEMBRE	10	15	20	25	31	JANVIER	1	5	10
AVRIL	1	5	10	15	20	25	30	JANVIER	10	15	20	25	31	FÉVRIER	1	5	10
MAI	1	5	10	15	20	25	31	FÉVRIER	10	15	20	25	28	MARS	1	5	10
JUIN	1	5	10	15	20	25	30	MARS	10	15	20	25	31	AVRIL	1	5	10
JUILLET	1	5	10	15	20	25	31	AVRIL	10	15	20	25	30	MAI	1	5	10
AOÛT	1	5	10	15	20	25	31	MAI	10	15	20	25	31	JUIN	1	5	10
SEPTEMBRE	1	5	10	15	20	25	30	JUIN	10	15	20	25	30	JUILLET	1	5	10
OCTOBRE	1	5	10	15	20	25	31	JUILLET	10	15	20	25	31	AOÛT	1	5	10
NOVEMBRE	1	5	10	15	20	25	30	AOÛT	10	15	20	25	31	SEPTEMBRE	1	5	10
DÉCEMBRE	1	5	10	15	20	25	31	SEPTEMBRE	10	15	20	25	30	OCTOBRE	1	5	10

Ce tableau se divise en deux cadres, le premier concernant la fin des dernières règles, le second l'accouchement.

(1) *Le Nouveau-né*, par le Dr Auvard, Paris, O. Doin, 1890.

Voici comment il faut s'en servir. Supposons que les règles aient cessé le 10 mars. L'on se reporte au cadre gauche, à la ligne *mars*, au chiffre 10 ; on remonte alors jusqu'à la flèche, que l'on suit jusqu'au cadre de droite, et l'on redescend jusqu'à la ligne correspondant à la ligne *mars* du premier cadre. L'accouchement aura donc lieu vers le 20 décembre.

Enfin, tout récemment, un nouveau calendrier de la grossesse vient d'être publié par *The American Journal of Obstetrics* (nov. 1889.)

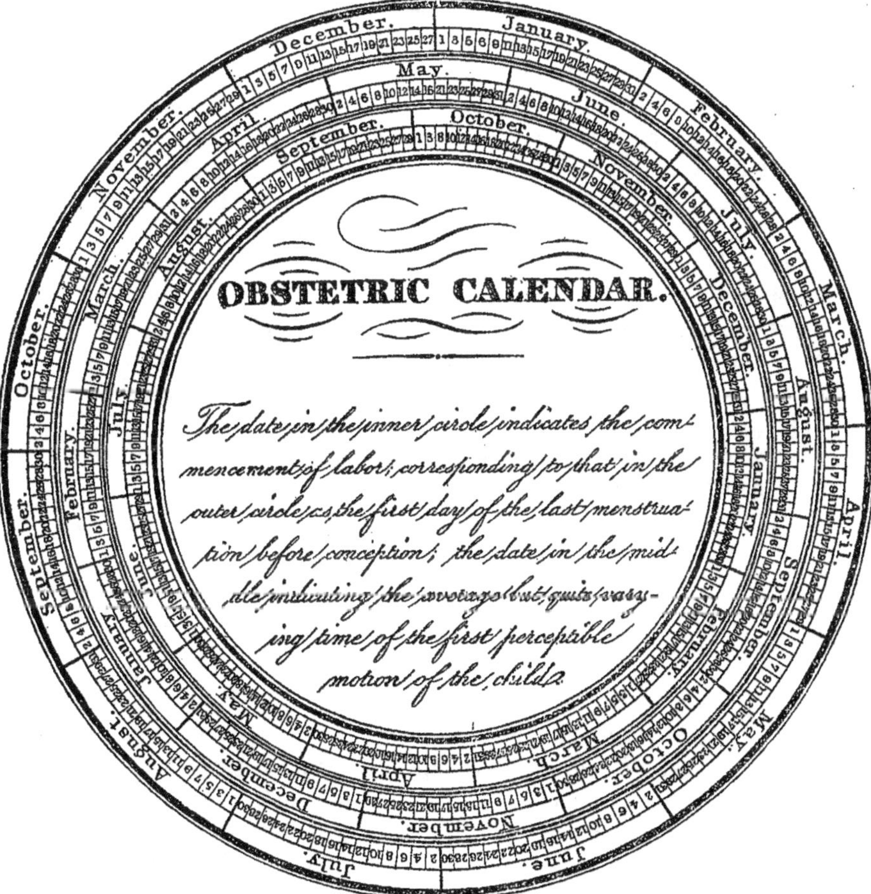

Les dates marqués dans le cercle intérieur indiquent le commencement du travail de l'accouchement.

Les chiffres correspondants, dans le cercle extérieur, marquent le premier jour des dernières règles.

Dans le cercle intermédiaire, sont placées les dates des premiers mouvements actifs de l'enfant.

Ce calendrier, d'une disposition vraiment neuve et originale, est disposé de la manière suivante :

Il se compose de trois cercles concentriques. Sur le cercle externe sont rangés tous les jours impairs de l'année ; ce cercle correspond au commencement de la menstruation. Le cercle intermédiaire correspond au jour où apparaîtront les mouvements actifs du fœtus. Enfin le cercle interne porte le jour où aura lieu l'accouchement.

Pour trouver le jour de l'accouchement et celui des mouvements, il suffit de connaître le jour du commencement des règles et de lire les chiffres situés sur les cercles concentriques et correspondant au même rayon

Ce calendrier nous paraît généralement exact ; peut-être la date de l'accouchement y est-elle plus avancée qu'elle ne l'est en réalité.

D'ailleurs, il faut bien le dire, le terme de la grossesse ne peut être déterminé avec une absolue précision. Si la moyenne est 275 jours, bien des fois le travail devancera ce terme ou, au contraire, retardera. Les recherches d'obstétrique comparée auxquelles nous nous sommes livrés, montrent que pour les juments, les vaches, les truies, les brebis, il y a des limites assez larges, entre lesquelles oscille la durée de la gestation chez les animaux. L'écart en plus ou en moins est d'environ 1/10 de la gestation totale. Nul doute qu'il ne puisse en être de même chez la femme, et, par conséquent, les calendriers de la grossesse ne donneront jamais que des résultats approximatifs ; néanmoins, leur usage peut rendre des services dans la pratique, en épargnant un fastidieux calcul.

II

DE L'HEURE DE L'ACCOUCHEMENT.

L'évaluation exacte du temps qui sépare la conception de l'accouchement a suscité, depuis longtemps, de nombreuses recherches. Nous-même avons essayé d'apporter quelques chiffres, comme contribution à l'étude de cette question. La durée du travail, tant chez les primipares que chez les multipares, à l'état physiologique, a été l'objet de statistiques étendues ; mais nous n'avons rencontré dans les auteurs classiques aucun document cherchant à fixer le moment du jour où les accouchements se produisent le plus fréquemment, si tant est que ce moment existe, comme l'admet la croyance populaire.

En effet, le public, supposant implicitement que la gestation se compose d'un nombre déterminé de jours pleins, trouve naturel que l'accouchement se fasse le plus souvent la nuit, la conception ayant lieu généralement à ce moment. Cet argument a peu de force par lui-même ; car nous savons aujourd'hui que la conception véritable, c'est-à-dire la pénétration de l'ovule par les spermatozoïdes, n'a pas de rapport précis avec l'heure de la copulation.

Quoi qu'il en soit, nous avons cru intéressant de relever l'heure exacte de 1.000 accouchements pratiqués à la *Maternité Ste-Anne*, en utilisant nos notes d'internat et celles que nos successeurs ont mises obligeamment à notre disposition.

Nous avons classé nos résultats en deux tableaux :

Dans le premier, Tableau A, nous groupons, sous la rubrique JOUR, le laps de temps compris entre 8 h. matin et 8 h. soir ; et NUIT, de 8 h. soir à 8 h. matin.

Dans le second tableau, nous avons divisé la journée en quatre périodes de six heures chacune.

La première de 6 h. matin à midi : matinée ; la seconde, de midi à 6 h. soir : après-midi ; la troisième, de 6 h. soir à minuit : soirée ; la quatrième, de minuit à 6 h. matin : nuit. Ces catégories ne sont pas arbitraires et correspondent à des divisions du temps acceptées par tous.

Voici quels sont les résultats :

TABLEAU A.

JOUR 8 h. matin à 8 h. soir.	NUIT 8 h. soir à 8 h. matin.
450 accouchements,	550 accouchements.

En d'autres termes : 45 0/0 pendant le jour ainsi défini ;
55 0/0 pendant la nuit.

TABLEAU B.

MATINÉE 6 h. matin à midi.	APRÈS-MIDI midi à 6 h. soir.	SOIRÉE 6 h. soir à minuit.	NUIT minuit à 6 h. matin.
239 accouch.	220 accouch.	272 accouch.	269 accouch.

Soit : matinée.......... 23,9 0/0 } 45,9 0/0
après-midi .... 22 0/0 }
soirée........... 27,2 0/0 } 54,1 0/0
nuit............. 26,9 0/0 }

Les tableaux ci-joints montrent, jusqu'à l'évidence, que les accouchements ne sont pas également répartis dans la journée (1), mais présentent un maximum de fréquence durant la nuit. Le fait est encore mis en relief par la méthode graphique.

Sur le diagramme suivant, le pour cent est indiqué par la colonne verticale, tandis que la colonne horizontale rappelle les diverses périodes du jour. Si les accouchements se produisaient avec un même degré de fréquence à toute heure du jour, le tracé serait rectiligne, horizontal, suivant la ligne correspondant à 25 0/0 ; au contraire, on constate un abaissement correspondant au jour et une élévation très prononcée avec léger plateau pendant la période nocturne.

TABLEAU C.

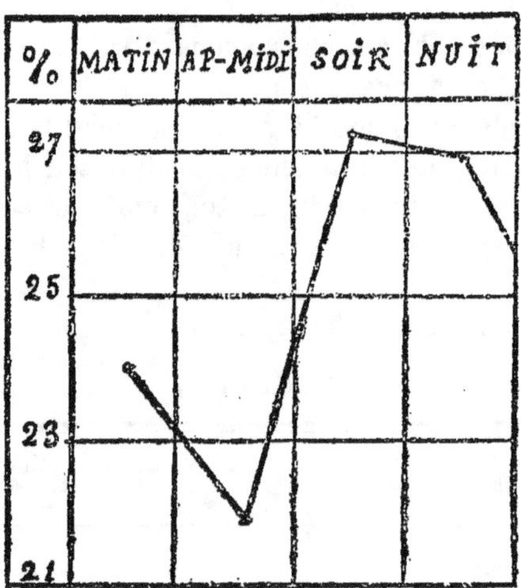

Nous ne chercherons pas à interpréter ces résultats fondés sur une large base d'évaluation; nous nous bornerons à en constater l'exactitude.

En effet, sur 1.000 cas, l'influence des séries devient nulle ; d'un autre côté, nous avons éliminé les cas où l'accouchement avait perdu ses caractères physiologiques. Il faut donc conclure que l'accouchement spontané se produit plus souvent la nuit que le jour, et que l'opinion populaire est confirmée par les données plus précises de la statistique.

(1) En effet, il y a presque 16 0/0 d'écart entre l'après-midi et la soirée, au point de vue du nombre des accouchements normaux.

LECROSNIER et BABÉ, Libraires-éditeurs

CHARCOT, professeur à la Faculté de médecine de Paris, membre de l'Institut, etc.
Œuvres complètes.

> Tome I — Leçons sur les maladies du système nerveux, recueillies et publiées par BOURNEVILLE rédacteur en chef du *Progrès médical*, etc. 1 vol. in-8, avec 35 figures intercalées dans 1 texte et 13 planches. 1886.. 15 fr.
> Tome II. — Leçons sur les maladies du système nerveux, recueillies et publiées par BOURNE-VILLE. 1 vol. in-8, avec 36 figures intercalées dans le texte et 10 planches. 1886... 15 fr.
> Tome III. — Leçons sur les maladies du système nerveux, recueillies et publiées par MM. BA-BINSKI, BERNARD, FERÉ, GUINON, MARIE ET GILLES DE LA TOURETTE. 1 vol. in-8 avec 86 figures intercalées dans le texte. 1887.. 12 fr.
> Tome IV. — Leçons sur les localisations dans les maladies du cerveau et de la moelle épinière recueillies et publiées par BOURNEVILLE et E. BRISSAUD. 1 vol. in-8 avec 81 figures inter. calées dans le texte. 1887. .... 12 fr
> Tome V. — Leçons sur les maladies du poumon et du système vasculaire. 1 vol. in-8, avec 5 figures dans le texte et 2 planches. 1889....................................... 15 fr.
> Tome VI. — Leçons sur les maladies du foie et des reins, recueillies et publiées par BOURNE-VILLE, SEVESTRE et BRISSAUD. 1 v. in-8, avec 38 fig. dans le texte et 1 pl. 1888. 12 fr.
> Tome VII. — Maladies des vieillards, goutte et rhumatisme. 1 vol. in-8, avec 19 figures inter-calées dans le texte et 4 planches. 1890... 12 fr.
> Tome VIII. — Maladies infectieuses, affections de la peau, kystes hydatiques, estomac et rate, thérapeutique. 1 vol. in-8. 1889... 10 fr.
> *AVIS. — Les œuvres complètes de M. le professeur Charcot formeront environ 12 volumes.*

CHARCOT (J.-M.) (de l'Institut) et Paul RICHER. **Les difformes et les malades dans l'art.** 1 vol. petit in-folio, papier simili-japon, avec figures intercalées dans le texte. 1889........ .... 20 fr.

CHARCOT (J.-M.) (de l'Institut) et Paul RICHER. **Les démoniaques dans l'art.** 1 vol. in-4, avec 67 figures intercalées dans le texte. 1887.................... 12 fr.

KOENIG (F.), professeur de chirurgie et directeur de la clinique chirurgicale de Gottingue, etc. **Traité de pathologie chirurgicale spéciale,** ouvrage traduit de l'allemand, d'après la 4e édition, par J. Comte, chirurgien-adjoint de l'hôpital de Genève, ouvrage précédé d'une introduction, par M. le docteur Terrillon, professeur agrégé de la faculté de médecine de Paris, etc.

> Tome I. — 1 vol. in-8, avec figures intercalées dans le texte. 1888.................... 14 fr.
> Tome II. — 1 vol. in-8, avec 159 figures intercalées dans le texte. 1889............. 14 fr.
> Tome III. — 1 vol. in-8, avec 120 figures intercalées dans le texte. 1890............. 14 fr.

LANCEREAUX, professeur agrégé à la Faculté de médecine de Paris, médecin des hôpitaux, etc. Traité d'anatomie pathologique, tome 1er : Anatomie patholo-gique générale. 1 fort vol. in-8 de 838 pages, avec 267 figures intercalées dans le texte. 1877... .... 20 fr.
> Cartonné .... 21 fr.

LANCEREAUX. Traité d'anatomie pathologique, tome II. Anatomie pathologique spéciale. Anatomie pathologique des systèmes. 1º Système lymphatique. 1 vol. in-8, avec 179 figures. 1881.. 25 fr.
> Cartonné... 26 fr.

LANCEREAUX. Tome III. Anatomie pathologique spéciale: Anatomie patho-logique des systèmes, système locomoteur. Anatomie pathologique des appareils, appareil de l'innervation et des sensations spéciales. 1 vol. in-8, avec 186 figures intercalées dans le texte. 1889...... .... 25 fr.
> Cartonné .... 26 fr.

SAPPEY, professeur d'anatomie à la Faculté de médecine de Paris, etc. Traité d'ana-tomie descriptive, avec figures intercalées dans le texte. 4e édition, revue et amé-liorée. 4 vol. in-8, 1888-1889........... .... 65 fr.

RENAUT, professeur d'anatomie générale à la Faculté de médecine de Lyon, etc. Traité d'histologie pratique. 1er fascicule : le milieu intérieur et le tissu con-jonctif lâche et modelé. 1 vol. in-8, avec 101 figures intercalées dans le texte. 1889 .... 7 fr.

REMY (Ch.), professeur agrégé à la Faculté de médecine de Paris, etc. Manuel des travaux pratiques d'histologie; histologie des éléments des tissus, des systèmes des organes. 1 vol. petit in-8, avec 299 figures intercalées dans le texte. 1889 .... 7 fr.

LATTEUX, chef du laboratoire d'histologie de l'hôpital de la Charité, etc. Manuel de technique microscopique, ou Guide pratique pour l'étude et le manie-ment du microscope dans ses applications à l'histologie humaine et com-parée, à l'anatomie végétale et à la minéralogie. Introduction de M. le pro-fesseur Trélat. 3e édition, revue et considérablement augmentée. 1 vol. in-8, avec 385 figures intercalées dans le texte et une planche. 1887.............. 13 fr.

Paris. — Typ. A. DAVY, 52, rue Madame.

www.ingramcontent.com/pod-product-compliance
Lightning Source LLC
LaVergne TN
LVHW050434060726
842526LV00007B/2586